BEI GRIN MACHT SICH IHR WISSEN BEZAHLT

- Wir veröffentlichen Ihre Hausarbeit,
  Bachelor- und Masterarbeit

- Ihr eigenes eBook und Buch -
  weltweit in allen wichtigen Shops

- Verdienen Sie an jedem Verkauf

Jetzt bei www.GRIN.com hochladen
und kostenlos publizieren

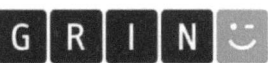

Bibliografische Information der Deutschen Nationalbibliothek:

Die Deutsche Bibliothek verzeichnet diese Publikation in der Deutschen National-bibliografie; detaillierte bibliografische Daten sind im Internet über http://dnb.d-nb.de/ abrufbar.

Impressum:

Copyright © 2017 GRIN Verlag, Open Publishing GmbH
Druck und Bindung: Books on Demand GmbH, Norderstedt Germany
ISBN: 9783668431751

Dieses Buch bei GRIN:

http://www.grin.com/de/e-book/358163/die-elektronische-patientenakte-chancen-und-gefahren-einer-edv-gestuetzten

Maximilian Leistenschneider

Die elektronische Patientenakte. Chancen und Gefahren einer EDV-gestützten Pflegedokumentation

GRIN Verlag

GRIN - Your knowledge has value

Der GRIN Verlag publiziert seit 1998 wissenschaftliche Arbeiten von Studenten, Hochschullehrern und anderen Akademikern als eBook und gedrucktes Buch. Die Verlagswebsite www.grin.com ist die ideale Plattform zur Veröffentlichung von Hausarbeiten, Abschlussarbeiten, wissenschaftlichen Aufsätzen, Dissertationen und Fachbüchern.

Besuchen Sie uns im Internet:

http://www.grin.com/

http://www.facebook.com/grincom

http://www.twitter.com/grin_com

Die elektronische Patientenakte

Lässt sich die Qualität der Pflegedokumentation durch den Einsatz EDV-gestützter Dokumentation in Deutschland steigern?

Hausarbeit im Modul BAPP 4.1.3: Systematisierung pflegerischen Handelns

Vorgelegt an der Hochschule Ludwigshafen am Rhein

im Studiengang Pflegepädagogik B.A.

1. Einleitung

Die Dokumentation ist ein grundlegendes Werkzeug der professionellen, pflegerischen Arbeit. Bereits Florence Nightingale betonte die Wichtigkeit einer dokumentierten Pflegearbeit (vgl. Nightingale et al. 2011). Nachfolgende Generationen von Pflegetheoretiker_innen zogen einen ähnlichen Schluss. Monika Krohwinkel, nach deren Theorie der fördernden Prozesspflege heute viele stationäre Pflegeeinrichtungen in Deutschland arbeiten, widmete der Dokumentation große Beachtung in ihrer Monographie. Ohne diese seien Evaluation, Kommunikation im therapeutischen Team oder die Gewinnung neuer Erkenntnisse geradezu unmöglich (vgl. Krohwinkel 2013, S.64ff.; Zielke-Nadkarni 2006, S. 65f.). Aber auch im Verwaltungsbereich sind die dokumentierten Pflegehandlungen unabdingbar, sei es zur Abrechnung der erbrachten Leistungen oder als Beweismittel in rechtlichen Prozessen.

Die moderne Computertechnik hat seit geraumer Zeit Einzug in das Gesundheitswesen gehalten. Die Ergebnisse einer Behandlung im Krankenhaus müssen den Krankenkassen "im Wege elektronischer Datenübertragung oder maschinell verwertbar auf Datenträgern" (Bundeministerium für Justiz und Verbraucherschutz 1988) übermittelt werden. In den Bereichen der Diagnostik, Intervention und Labortechnik ist die Arbeit mit Computern bereits längst Routine. Die pflegerische Arbeit ist, was die Dokumentation und Kommunikation mit anderen Gesundheitsfachberufen angeht, in Deutschland noch immer zu großen Teilen papiergestützt.

Daraus leitet sich die Forschungsfrage der vorliegenden Arbeit ab: Lässt sich die Qualität der Pflegedokumentation durch den Einsatz EDV-gestützter Pflegedokumentation in Deutschland steigern?

In der folgenden Kapiteln werden zunächst Begrifflichkeiten geklärt und anschließend ein kurzer Überblick über die aktuelle Situation in Deutschland zur Anwendung einer elektronischen Patientenakte gegeben. Nachfolgend werden in der Fachliteratur die Vor- und Nachteile einer EDV-gestützten Patientendokumentation an Hand mehrerer Kriterien einer qualitativen Dokumentation untersucht: Zeitmanagement, Vollständigkeit, Transparenz, Handhabbarkeit und die Abbildung des Pflegeprozesses. Ein Zwischenfazit wird das vorher Gesagte kurz zusammenfassen, bevor zum Abschluss Bedenken in Bezug auf Ethik und Datenschutz geäußert werden.

2. Elektronische Patientenakte & -dokumentation

Die erste Frage, welche sich bei der Thematik stellt, ist, was denn überhaupt eine elektronische Patientenakte, sowie eine Pflegedokumentation über EDV sei. Im Folgenden wird demnach zunächst geklärt mit welchen Begriffen dieser Text arbeitet.

2.1. Begriffe & Konzepte

„Die e-Patientenakte ist als die ‚Multifunktionszentrale' des digitalen Patientenbehandlungs-Managements ein zentrales Element einer Telematik-Infrastruktur für das Gesundheitswesen" (Schramm-Wölk, Schug 2004, S. 16). Eine elektronische Patientenakte ist demnach eine Schnittstelle für alle Gesundheitsfachberufe, die im therapeutischen Team an der Versorgung eines/r Patient_in arbeiten. Die zusammengeführten Informationen dienen den Einzelberufen als Grundlage ihrer Arbeit und der Dokumentation. Folglich ist eine elektronische Pflegedokumentation nur ein Part der e-Akte. Diesen Teil definieren Hübner et al. als Teilgebiet der Pflegeinformatik, welche eine Synthese aus angewandter Informatik und Pflegewissenschaft darstellt (vgl. Hübner, Hannah, Ball et al. 2002, S. 6). EDV, also elektronische Datenverarbeitung, ist in Krankenhäusern bereits selbstverständlich, um alltägliche Tätigkeiten zu unterstützen.

Eine EDV-basierte Pflegedokumentation bedeutet eine elektronische Datenverarbeitung, mit deren Hilfe pflegerelevante Daten identifiziert, gesammelt, verwaltet und verarbeitet werden. Ein Nursing Minimum Data Set (NMDS) z.B. ist ein System zur standardisierten Sammlung grundlegender Pflegedaten [...] Ein NMDS sollte über folgende Daten verfügen: Pflegediagnosen, Pflegeziele, Pflegemaßnamen, demographische Patientendaten sowie die Intensität der pflegerischen Versorgung. (Gruber, 2012, S. 25)

Daten, die bisher in Form eines handschriftlichen Berichtes oder Einträgen in vorformulierten Matrizen, wie beispielsweise sog. Fieberkurven, vorlagen, werden in einer EDV-basierten Pflegedokumentation in ein Computerprogramm eingetragen. Diese Eintragungen sind direkt mit einem Zeitstempel versehen und werden von der Pflegefachkraft vidiert, d.h. per elektronischem Handzeichen ist die dokumentierte Maßnahme auf die Pflegefachkraft zurückzuführen.

Nach Waegemann (1995) lässt sich die Entwicklung von elektronischen Patientenakten in fünf Level gliedern (zitiert nach Schramm-Wölk, Schug 2004, S. 16f.): Auf Level 1 wird neben einer Patientenakte in Papierform eine elektronische Dokumentation angelegt.

Die Struktur der Patientenakte auf Level 2 entspricht nach wie vor der Struktur einer konventionellen Akte, auch wenn die Krankenakte durch Einscannen digitalisiert wurde und über den Einsatz eines Dokumenten-Managementsystemes elektronisch verfügbar gemacht werden kann (ebd.).

Level 3 bis 5 beschreiben gänzlich elektronische Akten, die nur in der Institution verwertbar sind (3), zusätzlich von niedergelassenen Ärzten oder anderen Einrichtungen des Gesundheitswesen genutzt werden können (4), oder den Stellenwert einer Gesundheitsakte mit allen personenbezogenen Daten zur Erhaltung und Wiedererlangen der Gesundheit annehmen (5).

2.2. Status Quo der elektronischen Patientenakte in Deutschland

Die Versorgung in Deutschland mit elektronischer Patientendokumentation ist nicht flächendeckend gleich, selbst innerhalb von Institutionen wird auf unterschiedlichen Leveln gearbeitet. Folglich kann man sagen, dass in Deutschland die Level 1 bis 3 vertreten sind (vgl. Schramm-Wölk, Schug 2004, S. 16f.). Eine Umfrage im Jahr 2004 ergab, dass nur 19% der deutschen Krankenhäuser eine elektronische Patientenakte verwendeten, EDV-basierte Pflegedokumentation sogar nur 7% (vgl. Hübner 2004). Seit der Jahrtausendwende wurden mehrere Untersuchungen an deutschen Krankenhäusern durchgeführt, die erhoben, wie lohnenswert eine Einführung von EDV-gestützter Pflegedokumentation sei. Die Ergebnisse sind im nachfolgenden Kapitel näher beschrieben.

Mit zunehmender Professionalisierung und der einhergehenden Verlagerung des Arbeitsfeldes der Pflege wird sich auch zwangsweise die Art der Dokumentation ändern. Beachtenswert ist dabei, dass eine höhere Dichte an EDV-gestützter Dokumentation vorhanden ist, je intensiver und häufig technikorientierter die Betreuung von Patient_innen und Bewohner_innen gegeben ist, z.b. auf Intensivstationen, IMC und Langzeitbetreuungen.

Ein Vergleich zum Status Quo zwischen Deutschland und Österreich zeigt deutlich, dass die Entwicklung elektronischer Patientenakten in Deutschland dem österreichischen Modell um Jahre zurückliegt. Bereits 2005 hat Österreich die eCard eingeführt, in Deutschland geschah die Einführung der elektronischen Gesundheitskarte zehn Jahre später. Österreich arbeitet aktuell gezielt an der Einführung landesweit standardisierter EDV-Grundlagen zur Dokumentation und Kommunikation über eine medizinisch-pflegerische Telematikstruktur (vgl. Suelmann 2013)

3. Kriterien einer qualitativen Pflegedokumentation

Um zu einer schlüssigen Formulierung für den Qualitätsbegriff der Pflegedokumentation zu kommen, muss zuerst definiert werden, was Pflegequalität an sich bedeutet. Meyer und Fleischmann definieren die Qualität der Pflegedokumentation „als Teilaspekt einer gesamten Pflegequalität [...]. Eine gute Pflegequalität setzt sich wiederum aus der Summe vieler einzelner Qualitäten zusammen" (Meyer, Fleischmann 2012, S. 299). Von welchen Einzelqualitäten ist somit die Rede?

Qualität bezeichnet die Güte, Beschaffenheit oder den Wert eines Gegenstandes oder einer Dienstleistung. Im Falle der Pflege stellt diese die gesamten Ansprüche an ebendiese Dienstleistung, um den in sich wohnenden Zweck zu erfüllen. Anders gesagt müssen pflegerische Maßnahmen zielgerichtet und für den/die Patient_in nützlich sein. Die angesprochenen Teilaspekte der Pflegequalität beziehen sich auf ein vordefiniertes Ziel, welches erreicht werden muss. Dabei müssen Struktur-, Prozess- und Ergebnisqualität den Ansprüchen genügen (vgl. Wierz, Schwarz 2000, S. 17f.).

Übertragen auf die Dokumentation der Pflege werden Ansprüche an ihre Sinn- und Zweckhaftigkeit gestellt, sowie deren Nutzen geprüft. Ziele der Pflegedokumentation sind u.a. die „Gewährleistung einer vollständigen, lückenlosen Darstellung der pflegerischen Tätigkeiten" (Ammenwerth, Eichstädter, Schrader et al. 2003, S. 18f.), transparente Darstellung der Leistungen zur Kommunikation im therapeutischen Team, sowie zur Abrechnung der erbrachten Leistungen und Stärkung der Professionalisierung der Pflege durch Einhaltung qualitativer Standards, Verwendung einer Fachsprache und der Durchführung des Pflegeprozesses als Vorbehaltstätigkeit. Eine qualitative Pflegedokumentation ist also leserlich, verständlich, in sich widerspruchsfrei und bildet den Pflegeprozess in seinen einzelnen Schritten korrekt und vollständig ab (vgl. Ammenwerth, Eichstädter, Happek et al. 2002, S. 86; Leoni-Scheiber 2004, S. 21). Ebendiese Kriterien werden im Folgenden näher untersucht, beginnend mit der Frage, ob sich eine EDV-gestützte Pflegedokumentation im pflegerischen Alltag zeitsparend auswirkt.

3.1. Zeitmanagement

Pflegerische Qualität spiegelt sich auch in einem Erkennen der ökonomischen Ressourcen wider. Wirtschaftlichkeit ist kein geringer Faktor bei der Einführung von neuen Systemen. Dabei spielen nicht nur die Kosten von Papier und Druck, sowie die aufwändige Lagerung und teure Vernichtung der papiernen Akten eine Rolle, sondern auch die Ressourcen des Personals. Ökonomisch handelnde Pflegekräfte teilen sich ihre Arbeitszeit sinnvoll und logisch ein. Eine zeitsparende Pflegedokumentation ist demzufolge qualitativ. Laut dem Statistischen Bundesamt benötigen Pflegende 13% ihrer Arbeitszeit für die Dokumentation. Dadurch entstehen Kosten von bis zu 2,7 Milliarden Euro pro Jahr (vgl. Bundesministerium für Gesundheit 2016).

In einer Umfrage von CNE.online wurden Pflegende gefragt, ob sie der Meinung seien, mit der digitalen Dokumentation lasse sich Zeit einsparen. Darauf antworteten von den 1126 Teilnehmenden 72% mit Ja (vgl. CNE.online 2016, S.8). Diese subjektive Einschätzung einer Internet-Community ist tatsächlich von vielen Studien bestätigt worden.

In einer Studie aus dem Jahr 2002 haben Ammenwerth et al. in einer Heidelberger Klinik den Zeitaufwand für die Pflegedokumentation bei einem neu eingeführten EDV-basierten System untersucht. Die Ergebnisse sprachen zunächst nicht für einen Gewinn an Zeit. Zwar sank der Zeitaufwand bei der Pflegeplanung durch die Verwendung vorgefertigter Formulierung dramatisch, jedoch relativierte sich diese Zeitersparnis durch einen täglichen Mehraufwand bei der Berichtserstattung (vgl. Ammenwerth, Eichstädter, Happek et al. 2002, S. 87). Die Pflegekräfte erklärten sich dieses Ergebnis dadurch, „dass sie erwarten, dass die zeitlichen Mehraufwände bei der Dokumentation sich reduzieren würden, sobald sie mehr Sicherheit im Umgang mit dem EDV-System und insbesondere mehr Übung im Maschinenschreiben hätten" (ebd.). Diese Voraussage trat in einer Folgeuntersuchung im neunten Monat nach der Einführung des Systems auch ein. Die subjektiv empfundenen Zeitaufwände reduzierten sich deutlich und das Dokumentationssystem wurde im Wesentlichen als zeitsparend empfunden. Quantitative Messungen bestätigten das Ergebnis (ebd.). In einer elektronischen Patientendokumentation sind bereits formulierte Pflegeprobleme, -ziele und -maßnahmen ein großer Faktor für Zeitersparnis. Gefahr birgt dabei die Individualität der einzelnen Patient_innen aus dem Auge zu verlieren. Weitere Gefahr liegt in einer Überdokumentation: unzählige Probleme werden erkannt, deren zugeordnete Maßnahmen aber in der praktischen Umsetzung vergessen. Die Problematik der Patientenorientierung wird in Kapitel vier näher erläutert.

Positiv zu nennen ist, dass gleichzeitig „die Kommunikation einfacher gestaltet und der Zeitfaktor für das Speichern, Suchen und Aufrufen von Informationen verringert" (Gruber 2012, S. 28) werden kann. Mit Suchalgorithmen sind bestimmte Informationen sekundenschnell zu finden, statt in einem Stapel Papier nach der gesuchten Information zu fahnden.

Auch Zieme (2010) kam in einer umfassenden Übersichtsarbeit zu dem Schluss, mit EDV-basierten Pflegedokumentationen lasse sich Zeit sparen (vgl. Gruber 2012, S. 27). Angemerkt wurde allerdings eine Kritik aus Skandinavien: Neben einer langen Einarbeitungsphase in ein neu aufgesetztes Dokumentationssystem müssen auch die technischen Voraussetzungen in der Einrichtung erfüllt sein. Zeitnahes Dokumentieren funktioniere demnach nur mit mobilen Endgeräten. Quantitative Messwerte werden schnell vergessen, wenn sie nicht direkt notiert werden. Tablets, wie in manchen ambulanten Pflegeeinrichtungen bereits verwendet, sind dabei eine Lösung und machen zeitraubende Doppeldokumentationen unnötig (vgl. Johansson, Nilsson, Stevenson et al. 2010, S. 63ff.).

Ebenso verringern mobile Dokumentationslösungen die Problematik der mangelnden Verfügbarkeit der Dokumentationsunterlagen. Oftmals kann nicht zeitnah dokumentiert werden, da die papiernen Akten anderweitig in Benutzung sind: Meistens nutzen diese dann andere Berufsgruppen, wodurch eine Zeitverzögerung stattfindet. Das Unikat der papiergestützten Dokumentation wäre aufgehoben, zeitaufwändiges Suchen oder Doppeldokumentationen, damit nichts vergessen wird, sind nicht mehr notwendig (vgl. Ammenwerth, Eichstädter, Schrader et al. 2003, S. 28).

3.2. Vollständigkeit

In der Studie an der Heidelberger Universitätsklinik beschäftigten sich die Forscher_innen ebenfalls mit der Vollständigkeit der Dokumentation. Eine vollständige Pflegedokumentation beinhaltet, dass alle durchgeführten Maßnahmen auch korrekt dokumentiert wurden. Außerdem werden alle Schritte des Pflegeprozesses abgebildet. Die Messungen ergaben einen deutlichen Zuwachs an vollständigen Pflegedokumentationen bei der Nutzung von EDV-basierten Systemen (vgl. Ammenwerth, Eichstädter, Happek et al. 2002, S. 89). Zum gleichen Ergebnis kam eine Untersuchung von Meyer und Fleischmann (2012). Die Verwendung von standardisierten Pflegeplänen ist für die Dokumentation innerhalb eines EDV-Systems notwendig. Erkannten Pflegeproblemen sind Ziele und Maßnahmen zugeordnet, welche durch einen Klick beschrieben werden können. Das macht ein aufwändiges handschriftliches Erarbeiten eines Pflegeplanes nicht mehr notwendig. (vgl. Ammenwerth, Eichstädter, Schrader et al. 2003, S. 71ff.). Diese standardisierten Maßnahmen müssen selbstredend praxistauglich sein, d.h. die erarbeiteten Kataloge müssen den Anforderungen der täglichen Arbeit in der Praxis genügen.

Eine Erarbeitung der Kataloge ist demnach nur in Verknüpfung mit der realen Arbeitswelt möglich. Ein Nachteil dieser Standardisierungen ist fehlende Flexibilität. Die Möglichkeit unkonventionelle Methoden anzuwenden, oder die Implementierung neuer Maßnahmenkataloge, welche durch neue pflegewissenschaftliche Erkenntnisse generiert wurden, ist durch die Pflegefachkraft selbst nicht gegeben. Ständiger Kontakt zum Hersteller und zeitnahe Updates sind die Lösung.

3.3. Handhabbarkeit & Transparenz

Dokumentation mit Stift und Papier ist einfach. Die Methodik der papiergestützten Pflegedokumentation wird in der Ausbildung erlernt und ist im Pflegealltag leicht zu verwenden, dem geschriebenen Wort ist jede Pflegefachkraft mächtig. Ein EDV-basiertes Pflegedokumentationssystem muss demnach leicht in der Bedienung und einfach zu erlernen sein. Transparent ist eine Pflegedokumentation, wenn klar ersichtlich wird, welche Leistungen erbracht wurden, welche Schritte des Pflegeprozesses durchgeführt wurden und welche Reaktionen seitens der Patient_innen zu beobachten waren. Diese Transparenz erhöht sich automatisch mit einer höheren Vollständigkeit (vgl. Gruber 2012, S. 47). Transparent, d.h. einsichtig für andere Pflegende und Angehörige anderer Gesundheitsberufe, wird eine Dokumentation, wenn sie leserlich und verständlich ist. Handschriften sind sehr individuell und damit teilweise schwer zu entziffern (vgl. Ammenwerth, Eichstädter, Schrader et al. 2003, S. 104). Außerdem können grammatikalische Probleme, Verwendung von Abkürzungen und Akronymen und eine ungenaue Einordnung von Fachbegriffen zu Verständnisschwierigkeiten und Verwechslungen führen. Auf verschiedenen Stationen heißt z.b. HWI entweder Harnwegsinfekt oder Hinterwandinfarkt. Gruber fand in ihrer Literaturrecherche einen starken Anstieg der Transparenz durch die Nutzung einer elektronischen Pflegedokumentation (vgl. Gruber 2012). Insbesondere die interprofessionelle Kommunikation wurde erleichtert, da ärztliche Anordnungen klar und vollständig leserlich waren. Die erbrachten pflegerischen Leistungen waren ebenfalls eindeutiger und konnten besser abgerechnet werden. Zu ähnlichen Schlüssen kamen weitere Studien bei der Untersuchung der Transparenz (vgl. Meyer, Fleischmann 2012, S. 301; Ammenwerth, Eichstädter, Schrader et al. 2003, S. 104).

3. 4. Dokumentation des Pflegeprozesses

Da eine qualitative Pflege ziel- und nutzengerichtet sein soll, ist die Verwendung des Pflegeprozesses als standardisierter Leitfaden der pflegerischen Arbeit nicht nur sinnvoll, sondern unabdinglich. Das heute in Deutschland meist sechsstufig verwendete Prozessmodell nach Fiechter und Meier (1993) beinhaltet als Regelkreis die Stufen der Informationssammlung, Erkennen von Problemen und Ressourcen, Zielfestlegung, Planung der Maßnahmen, Durchführung der Maßnahmen und Evaluation (vgl. Leoni-Scheiber 2004, S. 12).

Die Abbildung dieses Prozesses beschreibt die pflegerische Gesamtleistung. Qualitative Pflegedokumentation ermöglicht es alle einzelnen Schritte des Pflegeprozesses zu erkennen, zu verstehen und in die Gesamttherapie zu integrieren.

Die Informationssammlung geschieht konventionell durch die Erhebung eines papiernen Anamnesebogens. Dieser wird in einer elektronischen Pflegeakte übernommen. Damit keine relevanten Fragen vergessen werden, können bestimmte Felder markiert werden, oder Leitfragen dienen der einfacheren Anamnese (vgl. Gruber 2012, S. 34). Die Möglichkeit im stationären oder ambulanten Langzeitbereich eine elektronische Anamnese zu erstellen, existiert u.a. durch die Verwendung der SIS (Strukturierte Informationssammlung) als elektronisches Programm. Eine verkürzte vierschrittige Form des Pflegeprozesses, kombiniert das Erkennen von Problemen und Ressourcen und die Festlegung von Zielen zum Schritt der Diagnose. Die Nordamerikanische Pflegediagnosenvereinigung (NANDA) definiert Pflegediagnosen wie folgt:

> Eine Pflegediagnose stellt eine klinische Beurteilung der Reaktion eines Individuums, einer Familie oder einer Gemeinschaft auf aktuelle oder potenzielle Gesundheitsprobleme/Lebensprozess dar. Pflegediagnosen bilden die Grundlage für eine definierte Behandlung zur Erreichung von Ergebnissen, für die die Pflegeperson verantwortlich ist (Herdman, Kamitsuru 2015).

Eine elektronische Bibliothek innerhalb des Dokumentationssystems erleichtert die Einbindung von Pflegediagnosen in die Dokumentation des Pflegeprozesses (vgl. Goossen, Schrader 1998, S. 46). Dadurch entfällt das Suchen in Textbüchern großteils. Durch die standardisierte Verwendung fachlicher Begrifflichkeiten professionalisiert dies die pflegerische Arbeit und erhöht die strukturelle Qualität der Dokumentation:

Passend zu den verwendeten Diagnosen werden durch das System automatisch geeignete Ziele und Maßnahmen vorgeschlagen, welche durch die Pflegefachkraft übernommen werden können. Der Schritt der Evaluation wird oftmals in der Dokumentation noch stark vernachlässigt. In der Untersuchung von Meyer und Fleischmann zeigte sich eine um 100% gesteigerte Gesamtdokumentation des Pflegeprozesses. „Dieses Ergebnis zeigt sich im Zusammenhang zum Item der Vollständigkeit, da der Schritt der Evaluation auf Papier nicht dokumentiert wurde" (Meyer, Fleischmann 2012, S. 301).

Für den letzten Schritt im Pflegeprozess bietet eine EDV-basierte Pflegedokumentation die Möglichkeit, die vollständige Pflegeplanung und alle vorgenommenen Veränderungen vom Zeitpunkt der Aufnahme bis zur Entlassung aufzurufen, um nachzuvollziehen, ob die Patientin bzw. der Patient ihre bzw. seine Ziele erreicht hat oder nicht. Weiters können erfolgreiche Pflegemaßnahmen, welche häufig zu den definierten Pflegezielen führen, dadurch leicht eruiert und weiterempfohlen werden bzw. weniger erfolgreiche Maßnahmen ausselektiert werden (Gruber 2012, S. 37)

Ein Statistiksystem zur Untersuchung der Pflegeprozessqualität kann zusätzlich integriert werden und somit die Qualität der gesamten Pflege deutlich erhöhen. Weiterhin ist die Möglichkeit eines „Weckers" gegeben, welcher Pflegende an die Notwendigkeit einer erneuten Evaluation der Maßnahmen erinnert und somit einem Vergessen vorbeugt. Ein Schweizer Modell zeigte die Integration der NANDA-, NOC- und NIC-Klassifikationen in einem elektronischem Dokumentationssystem als erfolgreicher Versuch einer Abbildung des Pflegeprozesses in international standardisierter Form (vgl. Bernhart-Just, Hillewerth, Holzer-Pruss et al. 2009).

3.5. Zwischenfazit

Bislang wurden hauptsächlich die positiven Aspekte einer EDV-gestützten Pflegedokumentation betont. In den Untersuchungen stellten sich Verbesserungen in allen vorgestellten Bereichen der Pflegedokumentationsqualität ein.

Ein großer Faktor stellte eine Verbesserung des Zeitmanagements dar. Die gewonnene Zeit kommt nicht nur den Pflegenden in Form von Überstundenabbau und Reduktion zeitlichen Drucks und einhergehenden Stresssymptomen zu Gute, sondern auch den Patient_innen, denen sich die Pflegefachkraft einzeln länger widmen werden kann. Außerhalb der genannten Kriterien stellen sich noch weitere Vorteile der EDV-basierten Pflegedokumentation dar: Computerdaten stehen vor allem in Notfällen direkt zur Verfügung, sie werden nicht verloren, Sicherungskopien sind möglich, geringe Speicherkosten, Vernetzung verschiedener Datensammlungen (Pflege, Ärtz_innen, Labor, Radiologie), Vergleichbarkeit von Aufzeichnungen, insbesondere für Studien (vgl. Goossen, Schrader 1998, S. 26f.). Weiterhin ist ein gleichzeitiger Zugriff mehrerer Personen und Berufsgruppen auf eine Akte von unterschiedlichen Zugriffsorten aus möglich.

Es wird weniger Zeit für Verwaltungsarbeiten aufgewendet. Informationen sind übersichtlicher gespeichert, von besserer Qualität und schneller aufzufinden. Die Zahl der Patienten mit einer vollständigen Pflegeakte nimmt zu [...] Die Abstimmung zwischen medizinischen Akten, Pflegeakten und Akten anderer Bereiche verbessert sich. Die Qualität der Betreuung verbessert sich, man kann mit klaren Fakten arbeiten, und die pflegewissenschaftliche Forschung wird erleichtert. Da das Pflegeinformationssystem ein Teil eines größeren Krankenhausinformationssystems ist, bietet die vollständige Integration der Daten Vorteile, und Probleme mit doppelten oder unvollständigen Daten treten seltener auf. Der multidisziplinäre Charakter der Betreuung kommt besser zum Ausdruck (Goossen, Schrader 1998, S. 41).

Die Grundlagen zur Nutzung von EDV in der Pflege müssen jedoch bereits in der Ausbildung beginnen. So schlägt Behrendt eine Implementierung der Grundlagen von Pflegeinformatik in die Curricula vor. Damit einhergehend soll nicht nur theoretisches Wissen um die Verwendung von EDV zur Dokumentation, sondern auch als Möglichkeit des Lernens und der Weiterbildung gelehrt werden. Kritische Auseinandersetzungen mit der Thematik sind ebenfalls Teil der curricularen Struktur (vgl. Behrendt 2012, S.143ff.). Ein Beispiel dazu zeigt ein Lehrbuch aus Österreich, welches ein ganzes Kapitel der Lehre über EDV in der Pflege widmet (vgl. O.V. 2006, S 250ff.).

4. Kritische Stimmen

Neben den im Zwischenfazit zusammengefassten positiven Aspekten der Nutzung einer EDV-basierten Pflegedokumentation ergeben sich auch kritische Stimmen. Insbesondere zu den Thematiken Datenschutz und ethischen Richtlinien zeichnen sich negative Aspekte ab.

4.1 Datenschutz

Datenschutz im Gesundheitswesen hat das Ziel, den Patienten davor zu schützen, dass Informationen über seinen Gesundheitszustand ohne Rechtsrundlage erhoben, verarbeitet oder weitergegeben werden und der Betreffende so nicht mehr erfährt, wer was wann und bei welcher Gelegenheit über ihn weiß. [...] Datenschutz ist mithin Persönlichkeitsschutz (Barta, Klöcker, Meister 2001, S. 10).

In den 80er Jahren des letzten Jahrhunderts wollte die Deutsche Bundesregierung in einer groß angelegten Volkszählung Daten der Bevölkerung aufnehmen. Nach der entstandenen Protestwelle wurden die Gesetze zum Datenschutz seitens des Bundesverfassungsgerichtes angepasst und verschärft. Für den Betrieb im Krankenhaus bedeutete dies die Stärkung der Patient_innenrechte. Dies beinhaltet die ordnungsgemäße Dokumentation des Behandlungsprozesses, sowie eine sachgerechte Aufbewahrung. Es muss folglich im Einsatz einer elektronischen Pflegedokumentation drauf geachtet werden, dass der Einblick in die persönlichen Informationen der Patient_innen einem ausgewählten Publikum vorbehalten bleibt. Trotz der Möglichkeiten, die eine EDV-gestützte Dokumentation bietet, sind Einschränkungen in der Benutzung nötig. Personenzentrierte Informationszugänge, sowie die elektronische Vidierung als Handzeichenersatz sind Voraussetzungen, damit die informelle Selbstbestimmung der Patient_innen bewahrt bleibt (vgl. Barta, Klöcker, Meister 2001, S. 137f.). Datenschutz weist demnach auch eine ethische Komponente auf: Die Beschneidung des informellen Selbstbestimmungsrechtes von Patient_innen ist ein Eingriff in die Autonomie.

Diese grundlegende Problematik des Gesundheitswesens wird hauptsächlich durch die gezielte Information und Einwilligung der Patient_innen zur Verarbeitung und Weitergabe der Daten geklärt (sog. Informed Consent). Darüber hinaus bedarf es zusätzlicher Sicherungen, damit „Daten nicht beabsichtigt oder zufällig verändert werden können (Integrität bzw. Authentizität der Daten)" (ebd.). Zur Anwendung kommt hierbei u.a. das Gesetz zur digitalen Signatur (Signaturgesetz – SigG).

4.2. Ethische Bedenken & ökonomische Kritik

Wie bereits in den vorherigen Kapiteln erwähnt, liegen in der Nutzung von elektronischer Pflegedokumentation bei näherem Betrachten Probleme ethischer Natur. Oftmals kritisiert an der Nutzung von Standardpflegeplanungen in der EDV-Dokumentation wird der Verlust an Patientennähe. Die Qualität des Pflegeprozesses nehme ab, da die Erledigung von Routinearbeiten kritisches Nachdenken vermindern würde. Voreingestellte Masken für die Pflegeplanung ließe die Orientierung an den Patient_innen verlernen (vgl. Goossen, Schrader 1998, S. 27). Die Bedenken fehlender Individualisierung ist vor allem ein ethisches Problem: "Es ist denkbar, daß man Menschen routinemäßig 'Etiketten aufklebt' oder 'in Schubladen steckt'" (ebd.).

In der Telemedizin, eben jenen Bereichen der Gesundheitsversorgung, welche durch elektronische Datenverarbeitung begleitet werden, wurde ab Anfang des 21. Jahrhunderts eine Bereichsethik geschaffen, welche auf Grundlage der ethischen Schriften von Nida-Rümlin (1996) basieren (vgl. Krohs 2004, S. 331f.). Diese beziehen sich hauptsächlich auf die Normen der biomedizinischen Ethik: Achtung der Selbstbestimmung, Benefizienz, Non-Malefizienz und Gerechtigkeit. Das Prinzip der Wahrung der Autonomie wurde bereits im Bereich Datenschutz erläutert. Eine weitere moralische Norm, welche durch die Verwendung von elektronischen Akten und deren Übermittlungen verletzt werden könnte, ist diejenige der Non-Malefizienz. Dieses fordert, keine Übel oder Schädigungen zuzufügen. Hinsichtlich der EDV-gestützten Kommunikation im Gesundheitsbetrieb bedeutet das Prinzip des Nichtschadens, dass die genannte Wahrung der informellen Selbstbestimmung erhalten bleibt, folglich keine Verletzung der Persönlichkeitsrechte entsteht, beispielsweise durch die nicht autorisierte Einsicht von Daten (ebd.).

Die Einführung eines EDV-basierten Dokumentationssystems ist enorm aufwändig. Nicht nur die Kosten für die Umstellung, sondern auch die Akzeptanz seitens der Pflegefachpersonen werden oft unterschätzt:

> Der Großrechnerbetrieb verbesserte zwar die Krankenhauskommunikation signifikant und reduzierte gleichzeitig die Papierflut, konnte aber eine professionelle Pflegepraxis nicht unterstützen. In der Folge wurden die Systeme von den Pflegekräften nicht in dem Ausmaß akzeptiert, das man eigentlich erwartet hatte (Hübner, Hannah, Ball et al. 2002, S. 85).

Verpflichtende Fortbildungsmaßnahmen für alle Pflegenden sind notwendig, damit ein elektronisches Pflegedokumentationssystem akzeptiert werden kann. Problematisch dabei ist die teilweise fehlende Lernbereitschaft und auch die Lernschwelle älterer Mitarbeiter_innen, sowie die Skepsis vor der Technik (vgl. Fehst, Siery 2016, S. 4ff.).

Um irgendwann eine rein elektronische Pflegedokumentation zu erreichen, ist es einerseits wichtig zu verstehen, welche Informationen Pflegende diesbezüglich benötigen und andererseits ist es nötig, sich mit dem Arbeitsverlauf des Dokumentierens gründlich zu befassen (Gruber 2012, S. 48).

Ein weiterer Nachteil der elektronischen Dokumentation ist die Anfälligkeit der Technik gegenüber Störungen. Bei Abstürzen des Systems oder Serverausfällen gehen die Daten meist nicht verloren, jedoch kann in der Zeit akut nicht damit gearbeitet werden. Bei fehlender Alternative stocken die gesamten Arbeitsprozesse (vgl. Fehst, Siery 2016, S. 2). Durch den fehlenden Zugriff auf Medikamentenpläne, Laborwerte und Stammdaten können sich auch patientengefährdende Situationen ergeben. Notfallpläne sind in der Folge verpflichtend.

Schließlich ist die Krankheitsorientierung eine gesamte Problematik der pflegerischen Dokumentationen, vor allem in Krankenhäusern. Nach dem Krankenpflegegesetz von 2003 sind gesundheitsfördernde und präventive Maßnahmen in der individuellen Pflege, sowie die Auseinandersetzung mit Gesundheit & Krankheit für die Allgemeinbevölkerung (also Aufgaben der Public Health) auch der Zuständigkeitsbereich von Gesundheits- und Krankenpflegekräften (vgl. Bundesministerium für Justiz und Verbraucherschutz 2003). Das Salutogenesekonzept nach Antonovsky ist in einem krankheitsorientierten Rahmen schwierig unterzubringen. Einen Anstoß innerhalb der Bewegung brachten die Pflegediagnosen nach NANDA, welche die so genannten „Wellnessdiagnosen" integrierten. Über die Namensgebung darf diskutiert werden, jedoch sind diese ein Schritt in Richtung Salutogenese im Krankenhausbetrieb. Eine Implementierung dieser Diagnosen in die EDV-Programme der elektronischen Pflegedokumentation, kombiniert mit den entsprechenden Fortbildungsmaßnahmen für Pflegefachkräfte, könnten erfolgversprechend sein.

5. Fazit & Ausblick

In dieser Arbeit wurde die elektronische Patientendokumentation kritisch beleuchtet. Es stellten sich in der untersuchten Literatur Vorteile gegenüber der konventionellen Methodik von Papier und Stift ein, insbesondere in den untersuchten Merkmalen von qualitativer Pflegedokumentation. Sowohl in den Kriterien Zeitmanagement, als auch in der Vollständigkeit und Transparenz der Dokumentation konnten positive Effekte festgestellt werden. Auch eine verbesserte Abbildung des Pflegeprozesses in seiner Gesamtheit konnte bestätigt werden. Die einführende Frage, ob EDV-gestützte Pflegedokumentation die Qualität der Dokumentation in Deutschland verbessere, kann also hier mit Ja beantwortet werden.

Neben den positiven Aspekten wurden auch die negativen Seiten einer Dokumentation über elektronischem Wege konkret benannt: Es konnten ethische Dilemmata festgestellt, welche vor allem in der Wahrung der informellen Autonomie und Non-Malefizienz begründet sind, einhergehend mit den rechtlichen und moralischen Bestimmungen des Datenschutzes. Eine Implementierung von EDV-basierten Pflegedokumentations-systemen ist eine ökonomische Herausforderung und müssen je nach Haus einer Kosten-Nutzen-Analyse unterzogen werden. Fortbildungsmaßnahmen für Pflegefachkräfte, sowie eine Einführung von pflegeinformatischem Grundlagenwissen in die Curricula der Pflegeausbildung, sind nicht nur empfohlen, sondern werden von der Fachwelt gefordert.

Die EDV-gestützte Pflegedokumentation ist allerdings nur ein Teil der elektronischen Patientenakte. Um umfassende medizinisch-pflegerische Dienstleistung via IT anbieten zu können, ist eine elektronische Dokumentation durch das gesamte therapeutische Team notwendig. Zuletzt muss noch angemerkt werden, dass der Großteil an untersuchten Studien in dieser Arbeit bereits teilweise älter als zehn Jahre waren. Aktuellere Studien zur Thematik konnten in der Recherche nicht gefunden werden. Es ist also notwendig weiter an der Einführung EDV-gestützter Pflegedokumentationssysteme zu forschen und ihren Einfluss auf die Qualität der pflegerischen Dokumentation zu untersuchen.

Literaturverzeichnis

Ammenwerth, Elske; Eichstädter, Ronald; Happek, Torsten; Hoppe, Bettina; Iller, Carola; Kandert, Marianne et al. (2002): Auswirkungen EDV-gestützter Pflegedokumentation - Ergebnisse von Studien am Universitätsklinikum Heidelberg. In: pr-internet 2002 (11), S. 85–92. Online verfügbar unter http://www.elske-ammenwerth.de/Publikationen/n9.pdf, zuletzt geprüft am 06.12.2016.

Ammenwerth, Elske; Eichstädter, Ronald; Schrader, Ulrich; Happek, Torsten (2003): EDV in der Pflegedokumentation. Ein Leitfaden für Praktiker. Hannover: Schlüter (Schlütersche S Pflege).

Barta, Thomas; Klöcker, Irene; Meister, Jörg (2001): Datenschutz im Krankenhaus. 2., aktualisierte und stark erw. Aufl. Düsseldorf: Deutsche Krankenhaus Verlagsgesellschaft mbH.

Behrendt (2012): EDV in der Pflege. Lernen für die Zukunft. In: PADUA 7 (3), S. 143–148.

Bernhart-Just, Alexandra; Hillewerth, Kathrin; Holzer-Pruss, Christina; Paprotny, Monika; Zimmermann Heinrich, Heidi (2009): Die elektronische Anwendung der NANDA-, NOC- und NIC-Klassifikationen und Folgerungen für die Pflegepraxis. In: Pflege 22 (6), S. 443–454.

Bundesministerium für Gesundheit (2016): Entbürokratisierung in der Pflegedokumentation. Informationen strukturiert sammeln - Pflege effizient planen und dokumentieren. Online verfügbar unter https://www.bundesgesundheitsministerium.de/themen/pflege/entbuerokratisierung.html, zuletzt geprüft am 22.12.2016.

Bundeministerium für Justiz und Verbraucherschutz (1988): Sozialgesetzbuch Fünftes Buch - Gesetzliche Krankenversicherung § 301 Krankenhäuser. SBG V, vom 20.12.1988. Online verfügbar unter: https://www.gesetze-im-internet.de/bundesrecht/sgb_5/gesamt.pdf, zuletzt geprüft am 16.11.2016.

Bundesministerium für Justiz und Verbraucherschutz (2003): Gesetz über die Berufe in der Krankenpflege. KPflG, vom 18.04.2016. Online verfügbar unter https://www.gesetze-im-internet.de/bundesrecht/krpflg_2004/gesamt.pdf, zuletzt geprüft am 22.12.2016.

CNE.online (2016): CNE Umfrage. Sind Sie der Meinung, dass sich mit der digitalen Dokumentation Zeit sparen lässt? In: CNE.magazin (5), S. 8.

Fehst, Peter; Siery, David Michael (2016): Pflegedokumentation. Einsatz moderner Medien zur Verbesserung des Wissensmanagements in der Pflege. 1. Auflage. München: GRIN Verlag.

Goossen, William T. F.; Schrader, Ulrich (1998): Pflegeinformatik. 1. Aufl. Wiesbaden: Ullstein Medical (Pflege).

Gruber, Ulrike (2012): Einfluss der EDV-Dokumentation auf die Qualität des Pflegeprozesses aus der Sicht von Pflegenden. Diplomarbeit. Universität Wien, Wien. Fakultät für Sozialwissenschaften. Online verfügbar unter http://othes.univie.ac.at/24321/1/2012-11-29_0605572.pdf, zuletzt geprüft am 06.12.2016.

Herdman, T. H.; Kamitsuru, S. (Hg.) (2015): NANDA-I-Pflegediagnosen: Definitionen und Klassifikation 2015-2017. 1. Aufl. Kassel: RECOM.

Hübner, Ursula (2004): 80% aller Krankenhäuser immer noch ohne elektronische Patientenakte. In: Krankenhaus-IT Journal (6), S. 75. Online verfügbar unter http://www.medizin-edv.de/ARCHIV/80_aller_Krankenhaeuser_immer_noch_ohne_elektronische.pdf, zuletzt geprüft am 06.12.2016.

Hübner, Ursula; Hannah, Kathryn J.; Ball, Marion J.; Edwards, Margaret J. A. (2002): Pflegeinformatik. Berlin, Heidelberg: Springer. Online verfügbar unter http://dx.doi.org/10.1007/978-3-642-56275-4.

Johansson, P. E.; Nilsson, G. C.; Stevenson, J. E.; Petersson, G.I. (2010): Nurses' experience of using electronic patient records in everyday practice in acute/inpatient ward settings. A literature review. In: Health Information Journal (16), S. 63-72.

Kaiser, Roland H. (2004): Chancen und Grenzen in der Regelversorgung. In: Karl Jähn und Eckhard Nagel (Hg.): e-Health. Berlin: Springer, 182-191.

Krohs, Ulrich (2004): Angewandte Ethik e-Health. In: Karl Jähn und Eckhard Nagel (Hg.): e-Health. Berlin: Springer, S. 331–336.

Krohwinkel, Monika (2013): Fördernde Prozesspflege mit integrierten ABEDLs. Forschung, Theorie und Praxis. 1. Aufl. Bern: Huber (Pflegetheorie).

Leoni-Scheiber, Claudia (2004): Der angewandte Pflegeprozess. Wien: Facultas.

Meyer, Jochen; Fleischmann, Nina (2012): Der Einfluss von IT auf die Qualität der Pflegedokumentation. In: Pflegewissenschaft (5), S. 299–302.

Nightingale, Florence; Schweikardt, Christoph; Schulze-Jaschok, Susanne (2011): Bemerkungen zur Krankenpflege. 2. Aufl. Frankfurt am Main: Mabuse-Verl.

O.V. (2006): EDV in der Pflege. In: Harald Stefan, Josef Eberl, Harald Pointner, Kurt Schalek und Hubert Streif (Hg.): Praxishandbuch Pflegeprozess. Lernen - Verstehen - Anwenden. Wien: Springer-Verlag, S. 250–300.

Schramm-Wölk, Ingeborg; Schug, Stephan H. (2004): e-Patientenakte und e-Gesundheitsakte. In: Karl Jähn und Eckhard Nagel (Hg.): e-Health. Berlin: Springer, S. 16–22.

Suelmann, Christian (2013): Elektronische Patientenakten: Deutschland und Österreich im Vergleich Literatur und Links. In: Deutsches Ärzteblatt International 110 (39), S.8. Online verfügbar unter http://www.aerzteblatt.de/int/article.asp?id=146894.

Wierz, Volker; Schwarz, Antonia (2000): Qualitätssicherung in der Pflege. Begriffserläuterungen. In: Volker Wierz, Antonia Schwarz und Susanne Gervink (Hg.): Qualität in der Pflege. Beispiele aus der Praxis. 1. Aufl. Stuttgart: Kohlhammer (Kohlhammer Pflege Wissen und Praxis), S. 15–40.

Zielke-Nadkarni, Andrea (2006): Pflegehandeln personenbezogen ausrichten. Themenbereich 5: Analyse und Vorschläge für den Unterricht. 1. Aufl. München: Elsevier.

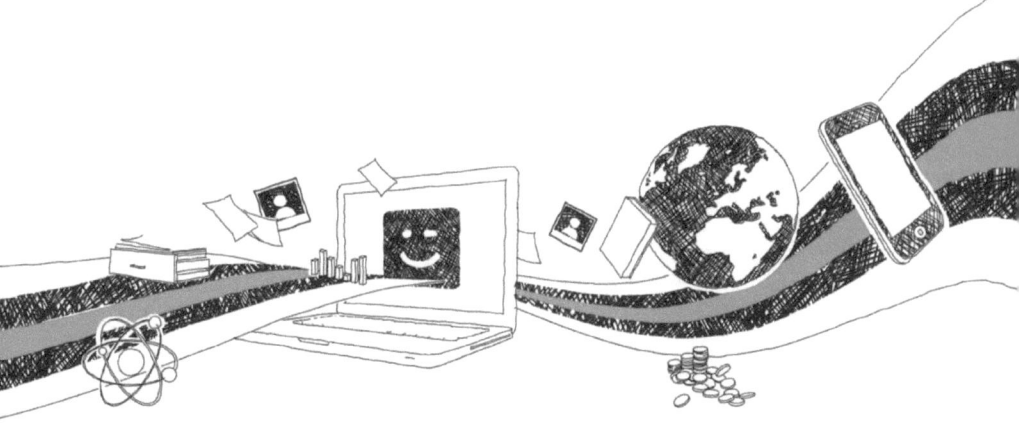
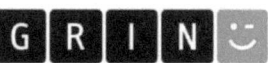